Lynda AOUDIA

Glossário de ultrassom BI-RADS

Lynda AOUDIA

Glossário de ultrassom BI-RADS

passo a passo para a classificação

ScienciaScripts

Imprint
Any brand names and product names mentioned in this book are subject to trademark, brand or patent protection and are trademarks or registered trademarks of their respective holders. The use of brand names, product names, common names, trade names, product descriptions etc. even without a particular marking in this work is in no way to be construed to mean that such names may be regarded as unrestricted in respect of trademark and brand protection legislation and could thus be used by anyone.

Cover image: www.ingimage.com

This book is a translation from the original published under ISBN 978-620-6-71381-4.

Publisher:
Sciencia Scripts
is a trademark of
Dodo Books Indian Ocean Ltd. and OmniScriptum S.R.L publishing group

120 High Road, East Finchley, London, N2 9ED, United Kingdom
Str. Armeneasca 28/1, office 1, Chisinau MD-2012, Republic of Moldova, Europe
Managing Directors: Ieva Konstantinova, Victoria Ursu
info@omniscriptum.com

Printed at: see last page
ISBN: 978-620-8-56450-6

Conteúdo

Prefácio

Desde 1993, o Colégio Americano de Radiologia (ACR) publica o BI-RADS "Breast Imaging-Reporting and Data System", que fornece uma descrição exacta das anomalias mamográficas, um glossário detalhado de termos e um relatório mamográfico preciso que inclui categorias de avaliação. Tal como para a mamografia, foi desenvolvido um léxico BI-RADS para a ecografia em 2003, em simultâneo com a 4.ª edição do BI-RADS para a mamografia, a fim de normalizar a caraterização das lesões ecográficas. A última versão americana do BI-RADS foi publicada pelo ACR em 2013, intitulada BI-RADS® Atlas.

Neste livro, cada termo do léxico BI-RADS será explicado em pormenor, com a ajuda de uma iconografia rica, que nos conduzirá à classificação BI-RADS das lesões e, subsequentemente, determinará o tratamento adequado.

Professora Lynda AOUDIA

Introdução

O BI-RADS (Breast Imaging Reporting and Data System) foi desenvolvido pelo American College of Radiology (ACR) em colaboração com outras organizações, como a Food and Drug Administration (FDA) e o National Cancer Institute. O objetivo inicial desta ferramenta era melhorar a qualidade das campanhas de rastreio do cancro da mama, através da normalização dos relatórios de mamografia utilizando um léxico comum, o que resultaria numa ação adequada e num acompanhamento mais fácil. Esta classificação tem várias vantagens, nomeadamente a de orientar o radiologista na descrição das anomalias mamográficas, tentando reduzir as discrepâncias entre observadores e uniformizando os termos descritivos, o que permite uma classificação o mais reprodutível possível e a adoção de medidas adequadas.

Tal como para a mamografia, foi desenvolvido um léxico BI-RADS para a ecografia em 2003, em simultâneo com a 4.ª edição do BI-RADS para a mamografia, a fim de normalizar a caraterização das lesões ecográficas. A última versão americana do BI-RADS foi publicada pelo ACR em 2013, intitulada BI-RADS® Atlas [1].

Esta avaliação baseia-se num certo número de critérios (forma, contornos, interface, orientação em relação à pele, ecogenicidade, sinais acústicos posteriores, vascularização e dureza), segundo os quais as anomalias serão classificadas numa das cinco categorias do léxico ACR BI-RADS em função do grau de suspeição de malignidade, o que permitirá propor uma conduta adequada [1] (quadro 1).

Tabela 1. Categorias de avaliação de ultrassom Bi-RADS	
BI-RADS 0	Avaliação incompleta, necessitando de mais testes.
BI-RADS 1	Exame considerado estritamente normal
BI-RADS 2	Lesão(ões) benigna(s): Quistos simples, gânglios linfáticos intra-mamários, implantes mamários, alterações pós-cirúrgicas estáveis, fibroadenomas provavelmente estáveis.
BI-RADS 3	Anomalia provavelmente benigna. Sugestão de vigilância a curto prazo. Por exemplo: massas sólidas de contorno circunscrito, ovais, de orientação paralela (provável fibroadenoma), quistos complicados que não podem ser palpados, grupos de microcistos.
BI-RADS 4	Anomalia suspeita, com uma probabilidade de malignidade entre 2 e 95%, que requer análise histológica. 4a = probabilidade baixa > 2% a < 10%, 4b = probabilidade moderada de 10% a < 50%, 4c = probabilidade elevada > 50 a < 95%.
BI-RADS 5	Anomalia altamente suspeita, com > 95% de probabilidade de malignidade, exigindo remoção cirúrgica.
BI-RADS 6	Resultado histológico conhecido: malignidade comprovada.

CAPÍTULO I

Lembrete anatómico

1. Anatomia do peito

A mama é um órgão globular que ocupa a parte anterior-superior do tórax. Situa-se acima do músculo peitoral, que lhe serve de suporte [2]. É constituída principalmente por uma glândula mamária, tecido conjuntivo de suporte e tecido adiposo, todos cobertos pela pele. O ápice da mama é representado pelo mamilo rodeado pela aréola (fig. 1). É constituída por cerca de quinze ductos lácteos principais, cada um delimitando um lóbulo. Os ductos mamários abrem-se no mamilo ao nível dos poros mamários depois de se dilatarem ligeiramente, formando um seio lactífero.

Finas partições fibrosas separam os lóbulos e estendem-se para a derme na superfície anterior da glândula para formar os ligamentos de Cooper, que formam as cristas de Duret (fig. 1).

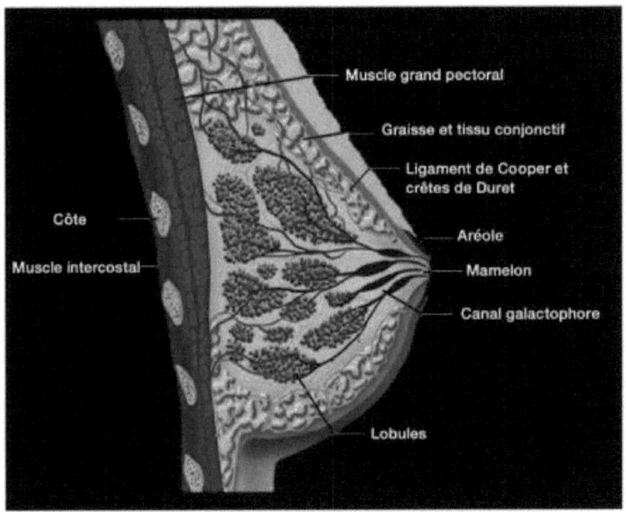

Fig. 1 Estrutura anatómica da mama.

2. Árvore galactófora

A mama é constituída por cerca de quinze ductos lácteos principais, que terminam num poro do mamilo. Estes ductos principais, após uma dilatação denominada seio lactífero, ramificam-se em ductos secundários de médio e pequeno calibre até à Unidade Terminal Ducto-Lobular (UTLD).

Este UDTL é constituído por um galactóforo terminal extra e intra-lobular e por um lóbulo constituído cerca de dez alvéolos chamados ácinos. O UDTL está envolvido por um tecido conjuntivo frouxo denominado tecido palatino. Todo este tecido está rodeado por tecido adiposo (fig. 2).

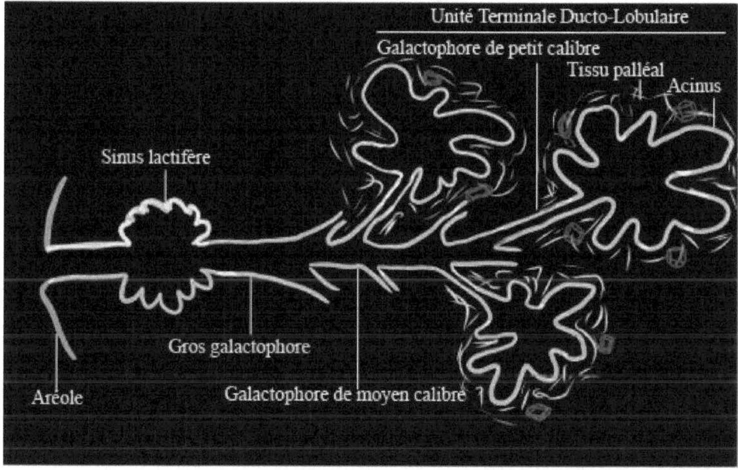

Fig. 2: Esquema da árvore galactofórica.

CAPÍTULO II

Lembrete histológico

O conjunto da árvore galactófora é constituído por uma dupla camada de células que repousa sobre uma membrana basal em contacto direto com os vasos sanguíneos (fig. 3): - uma camada interna constituída por células epiteliais cilíndricas responsáveis pela função secretora do leite.

- uma camada exterior constituída por células mioepiteliais responsáveis pela contração.

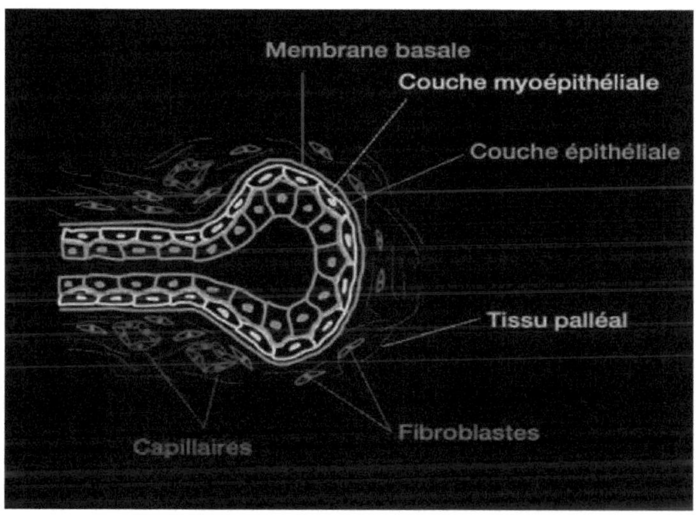

Fig. 3: Diagrama histológico dos constituintes acinares.

3. Ultrassom

O ultrassom é uma técnica de imagem acessível, não irradiante e barata. Pode ser utilizada como um complemento à mamografia, melhorar a deteção de lesões, particularmente em mamas densas, e para caraterizar lesões, em particular para diferenciar entre lesões sólidas e quísticas, e para recolher amostras [3].

A ecografia mamária é realizada com uma sonda de alta frequência, normalmente entre 9 e 15 MHz, que proporciona um bom contraste e resolução espacial [4]. Existem vários modos de ultrassom.

3.1. Modo B

Esta é a primeira técnica utilizada na ecografia mamária. As ondas de ultra-sons são emitidas e recolhidas pela sonda, com a mesma frequência, numa única direção. Estas são combinadas para criar uma imagem 2D da mama numa escala de cinzentos [5]. Esta técnica permite diferenciar as estruturas com base nas propriedades acústicas e mecânicas do tecido. Este modo B tem uma série de pontos fracos, incluindo uma resolução óptima inconsistente e artefactos que podem degradar a qualidade da imagem [6] (fig. 4).

3.2. Modo harmónico

Está relacionado com o comportamento não linear do tecido mamário em relação aos ultra-sons. À medida que a onda de ultra-sons se propaga através do tecido mamário, sofre uma distorção progressiva da forma do impulso de ultra-sons, criando frequências harmónicas que são múltiplos da frequência de emissão [7-9]. Uma vez filtrado o sinal inicial, o sinal harmónico é utilizado para reconstruir a imagem. Esta técnica melhora o contraste das imagens de ultrassom, particularmente para os quistos com "conteúdo espesso" ou quistos complicados, que mostram ecos internos no modo B, no modo harmónico aparecem anecóicos [10] (fig. 4).

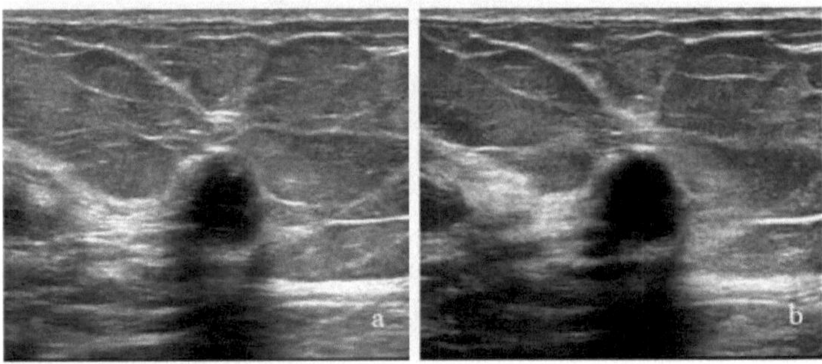

Fig. 4: Ultrassonografia **em modo harmónico** (a) Modo B. Massa hipoecóica, (b) Ultrassonografia em modo harmónico. Massa cística anecóica com parede espessada. Histologia. Histologia: quisto remodelado.

3.3. Modo composto (Compound)

Existem dois tipos de compostos: o composto de frequência (várias frequências diferentes de emissão de ultra-sons são utilizadas para reconstruir a imagem final) e o composto espacial (vários ângulos de emissão de ultra-sons são utilizados e combinados numa única imagem composta). Esta técnica permite limitar os artefactos, melhorar a análise dos contornos das lesões, definir melhor a ecoestrutura interna das massas e detetar pequenas lesões [11] (fig. 5). Permite também uma melhor deteção de calcificações intra-lesionais [12]. Por outro lado, as alterações ecográficas posteriores são atenuadas [13].

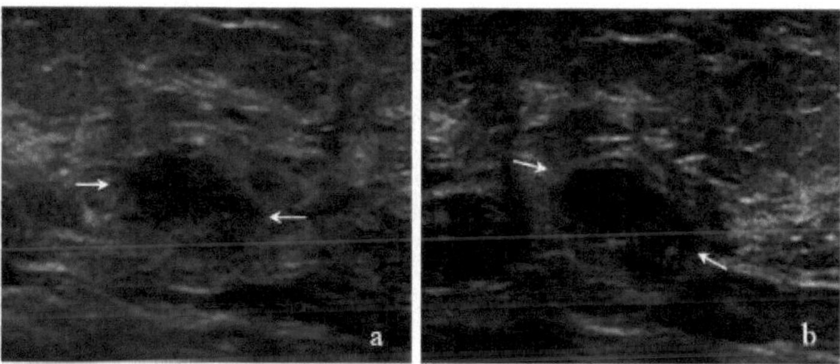

Fig. 5. Modo composto. (a) Ultrassonografia em modo B. Massa hipoecóica com contornos indistintos, (b) Ultrassonografia em modo composto. Massa hipoecogénica circunscrita. Histologia: Adenofibroma.

É utilizado para detetar a angiogénese tumoral. As lesões malignas são geralmente mais vascularizadas do que as lesões benignas, com um aspeto anormal e irregular dos vasos. A deteção e a análise do espetro destes vasos requerem uma sonda de pelo menos 10 MHz e uma técnica de ultra-sons rigorosa (ajustamento da distância focal, redução do ganho global, adaptação do tamanho da bota Doppler, filtragem ao mínimo 10 para analisar as baixas frequências, ausência de pressão sobre a mama para evitar a obliteração dos pequenos vasos) [14, 15].

O Doppler de energia tem uma melhor sensibilidade para fluxos lentos, mas é mais sensível a artefactos [13]. O Doppler pode ser utilizado para analisar lesões hipoecogénicas que colocam um problema de "quisto ou sólido". A presença de vascularização numa lesão ecogénica indica que a lesão é um tecido. No entanto, a ausência de vascularização não exclui a presença de uma porção de tecido [5] (fig. 6).

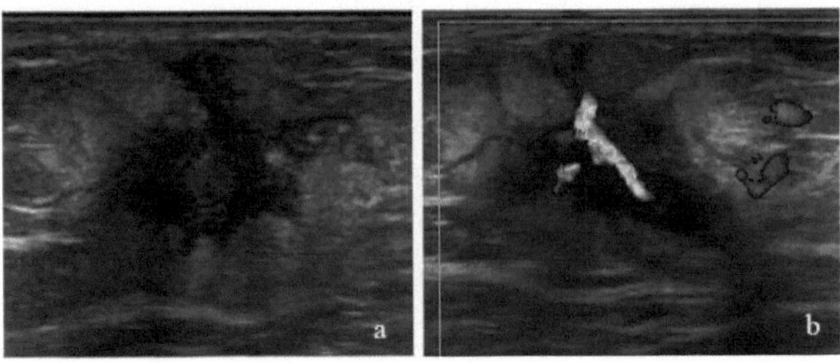

Fig. 6 Modo Doppler (a) Ultrassonografia em modo B. Massa hipoecóica com contornos espiculados, (b) Ultrassonografia em modo Doppler. Vascularização intralesional.

3.5. Elastografia

A elastografia é uma técnica não invasiva utilizada em conjunto com a ultrassonografia avaliar qualitativa, semi-quantitativa ou quantitativamente a deformabilidade de lesões sujeitas a tensão [16, 17]. A imagem obtida é depois traduzida num elastograma. Esta técnica foi desenvolvida para melhorar a especificidade da ecografia mamária em modo B, acrescentando a compressibilidade e a "dureza" da lesão aos critérios de ecoestrutura e morfologia da lesão (fig. 7). A elastografia mamária utiliza dois modos distintos: a elastografia à mão livre e a elastografia por ondas de cisalhamento.

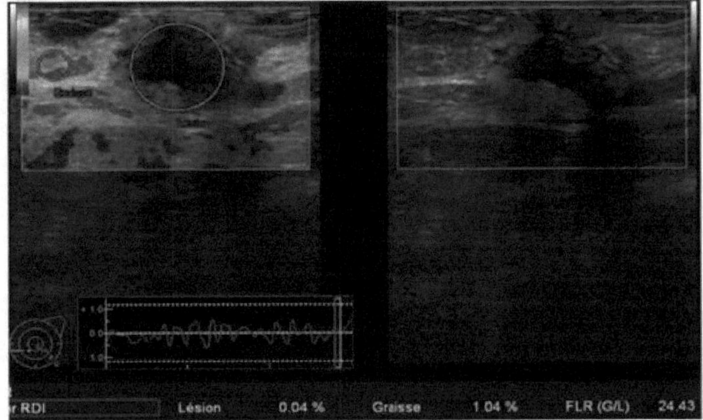

Fig. 7: Elastografia. Elastografia. Cálculo do rácio de elasticidade em

desvio-padrão.

4. Ultrassom [18-24]

São encontrados vários aspectos ecográficos, dependendo da proporção de tecido adiposo, tecido fibroglandular e elementos ductais. O aspeto pode também variar em função do sector glandular analisado. Na mulher adulta, encontramos os seguintes elementos, da superfície à profundidade:

4.1. A pele que cobre

A espessura da pele varia de 0,5 a 2 mm. É visualizada na ecografia como uma dupla linha ecogénica separada por um fino bordo hipoecogénico (fig. 8). Estas linhas fundem-se na placa mamilo-areolar.

4.2. O mamilo

O mamilo é uma estrutura hipoecóica que pode ser responsável pela atenuação dos ultra-sons, sendo necessário posicionar a sonda obliquamente para explorar a região retroareolar (fig. 8).

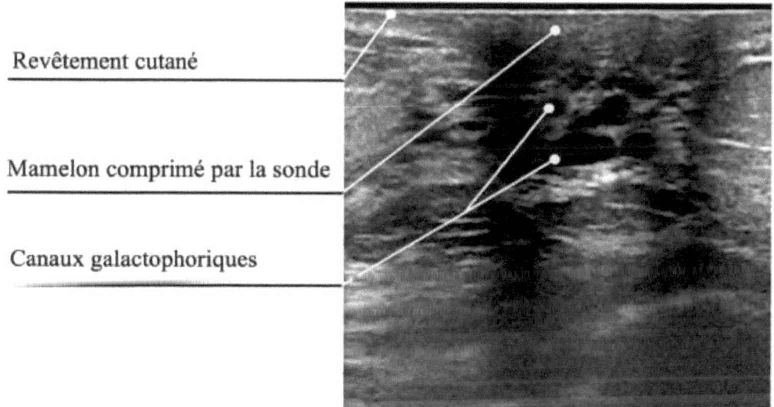

Fig. 8: Secção de ultra-sons centrada no mamilo.

4.3. Tecido glandular

A ecogenicidade do parênquima glandular varia com a idade e a composição individual. Nas mulheres jovens e durante a gravidez e lactação, o tecido glandular é frequentemente hipoecogénico e homogéneo; durante os períodos de atividade genital, o parênquima glandular é hiperecogénico e homogéneo, de espessura variável (fig. 9). Com a idade, o parênquima mamário torna-se heterogéneo devido à involução gordurosa, a ecoestrutura é hipoecóica intercalada por áreas hiperecóicas correspondentes a fibras conjuntivas e parênquima residual. Quando predomina a involução fibrosa, a ecoestrutura é hiperecóica e heterogénea.

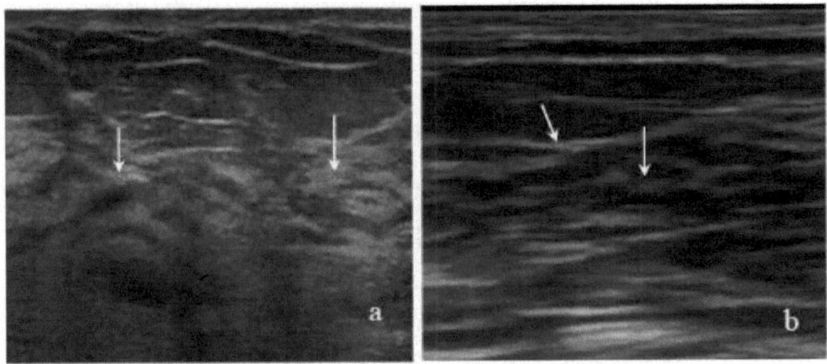

Fig. 9: Parênquima glandular na ecografia (a) Tecido glandular hiperecóico (setas). (b) Tecido glandular em involução da gordura (setas),

4.4. Tecido conjuntivo

O tecido conjuntivo é hiperecogénico, sendo frequentemente confundido com tecido glandular. Os ligamentos de Cooper são hiperecóicos, atravessando a camada de tecido adiposo subcutâneo e aparecendo como bandas finas e uniformemente ecogénicas (fig. 10).

4.5. Tecido adiposo

A gordura subcutânea aparece como uma linha hipoecóica de espessura variável, dividida por estruturas hiperecóicas triangulares que representam as cristas de Duret, a zona de fixação dos ligamentos de Cooper. O tecido adiposo intraglandular aparece como áreas hipoecogénicas oblongas bem delimitadas. Em decúbito dorsal, a espessura do espaço adiposo retromamário é reduzida, em contraste com o aspeto mamográfico. Este espaço adiposo apresenta-se como uma banda hipoecogénica homogénea (fig. 10).

4.6. Os músculos

Os planos musculares aparecem como estruturas lamelares ecogénicas (fig. 10).

4.7. Costeletas

As costelas são vistas como estruturas arciformes hiperecogénicas e atenuantes (fig. 10).

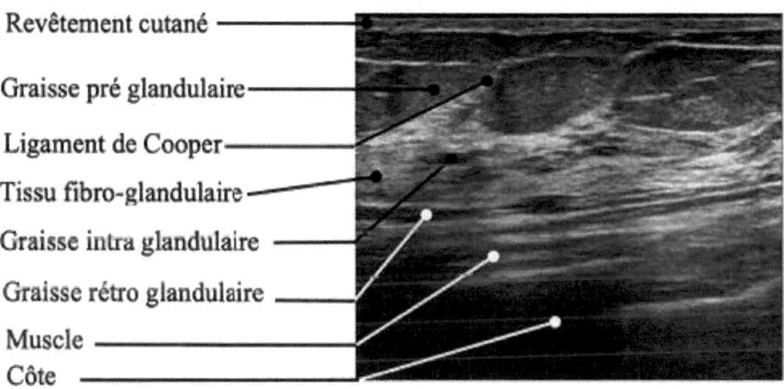

Fig. 10. Constituição da mama. Exame de ultra-sons.

4.8. Navios

Os vasos axilares aparecem como estruturas tubulares hipoecogénicas. São melhor analisados no modo Doppler. Os vasos intra-mamários são por vezes visíveis no modo Doppler (fig. 11).

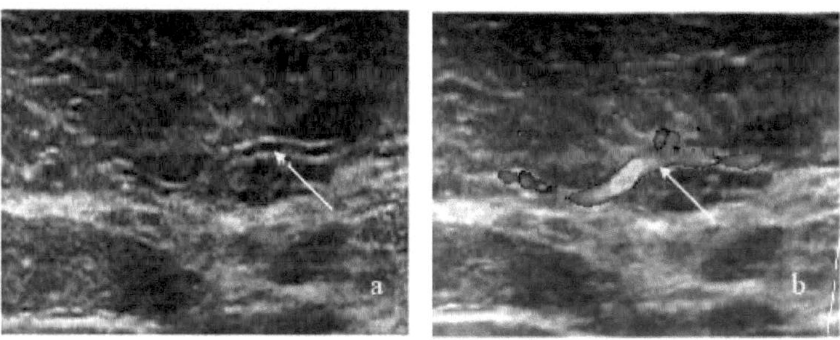

Fig. 11 Vasos intramamários. (a) Ultrassom. Estrutura tubular

4.9. Vasos linfáticos

Os vasos linfáticos estão ausentes numa mama normal. Os gânglios linfáticos apresentam-se como uma estrutura em forma de rim ou de grão de café com um córtex hipoecogénico e um hilo gordo hiperecogénico (fig. 12).

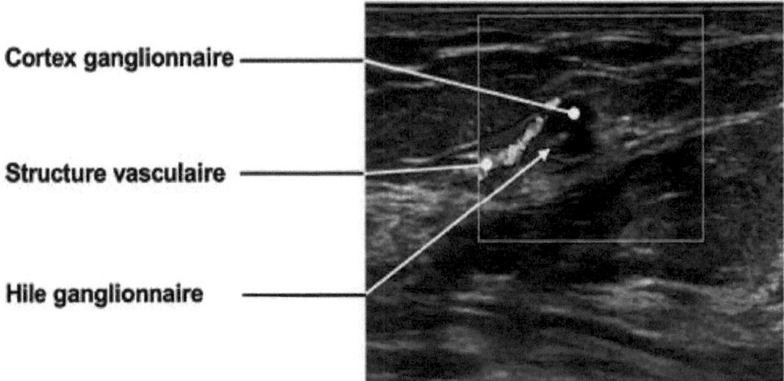

Fig. 12 Gânglio intramamário. Ecografia com Doppler. Córtex linfonodal hipoecóico e hilo linfonodal gorduroso hiperecóico num trajeto vascular.

CAPÍTULO III

Glossário BI-RADS

1. Avaliação da estrutura do eco

A classificação ACR BI-RADS descreve três tipos básicos de ecoestrutura (fig. 13):

- tipo a: ecoestrutura gordurosa homogénea com lóbulos de gordura e bandas ecogénicas dos ligamentos de Cooper, sem zona ecogénica na área analisada;
- tipo b: fibroglandular homogéneo uniformemente ecogénico ;
- tipo c: fibroglandular heterogéneo, a heterogeneidade pode ser focal ou difusa.

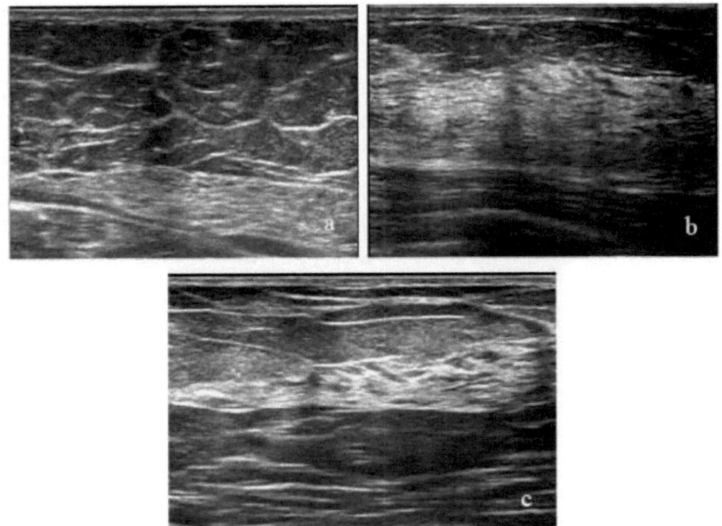

Fig. 13 Ecoestrutura de acordo com o léxico ACR BI-RADS. Ultrassom. (a) Ecoestrutura homogénea da gordura. (b) Ecoestrutura homogénea da fibroglandular. (c) ecoestrutura heterogénea (focal ou difusa).

2. Descrição das lesões segundo o léxico BI-RADS

2.1. Pesos

Na ecografia, uma massa deve ser visível em duas vistas ortogonais, sob a forma de uma lesão nodular. Os critérios do léxico BI-RADS para a análise uma massa são: forma, orientação em relação à pele, contornos, interface, ecoestruturas, efeitos acústicos posteriores.

2.1.1. Forma

A forma pode ser :

- **Oval**: uma massa elipsoide ou ovoide (fig. 14).
- **Redondo:** massa esférica, esférica, circular ou globular (fig. 15).
- **Irregular:** uma massa cuja forma não é redonda nem oval (fig. 16).

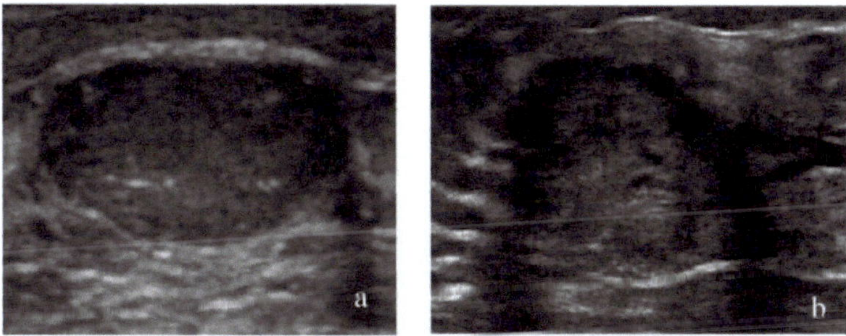

Fig. 14. Forma oval. (a) Fibroadenoma. (b) Carcinoma mucinoso.

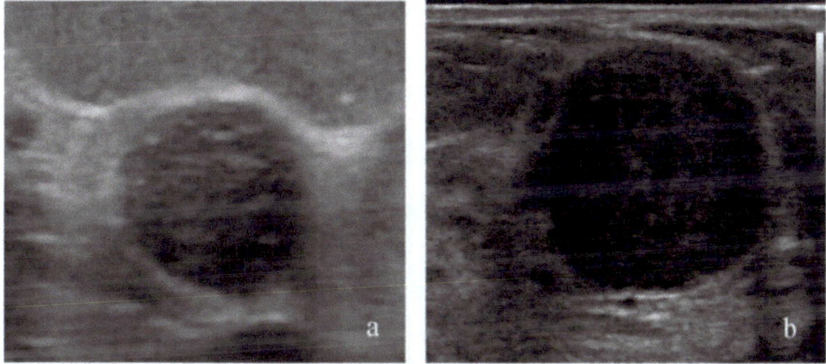

Fig. 15. Forma arredondada. (a+b) Fibroadenoma.

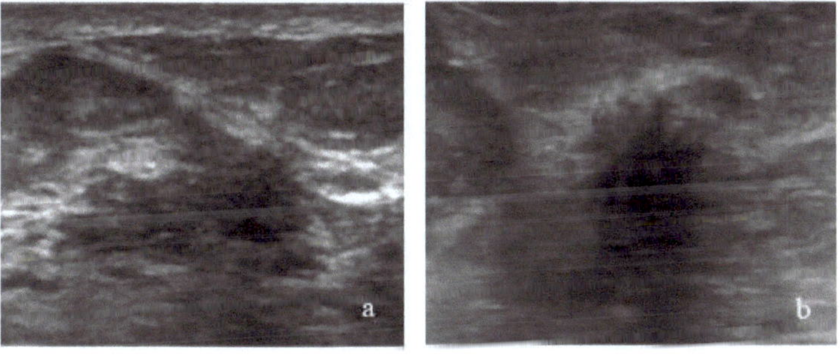

Fig. 16: Forma irregular. (a) Adenose (b) Carcinoma infiltrativo não

específico.

2.1.2. Orientação em relação à pele

Algumas massas benignas têm uma orientação horizontal, mais larga do que alta, embora muitos cancros tenham esta orientação. Por outro lado, as massas benignas quase nunca se desenvolvem verticalmente (perpendicularmente) (fig. 17,18).

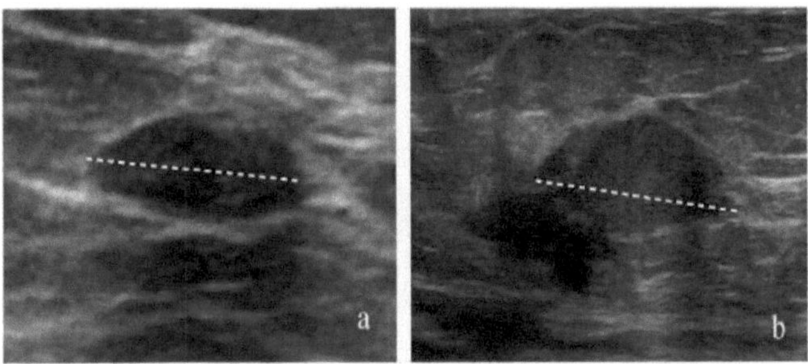

Fig. 17 - Orientação da massa. Paralela à pele. (a) Fibroadenoma. (b) Carcinoma micropapilar.

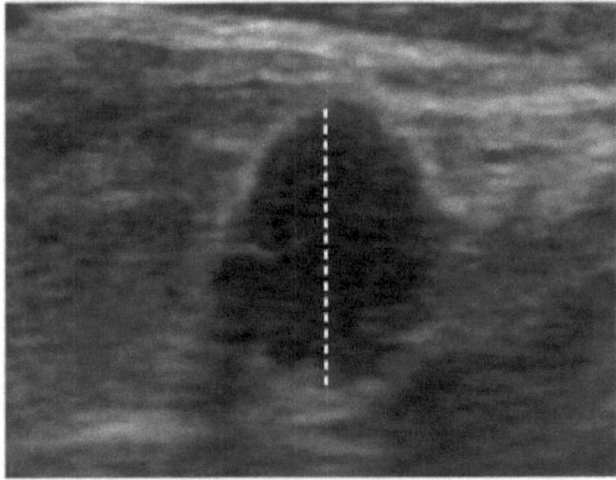

Fig. 18 - Orientação da massa. Não paralela à pele. Eixo longo vertical. Carcinoma papilar.

2.1.3. Contornos

- **Circunscrita:** contornos nítidos em pelo menos 75% dos bordos (fig. 19).
- **Não circunscrito :**
- **Microlobulada** quando as lobulações são muito pequenas, entre 1 e 2 mm, e

numerosas, superiores a 3 (fig. 20).

- **Indistinto** quando os limites da massa com o tecido adjacente não estão definidos (fig. 21).
- **Angular** quando os limites da massa formam ângulos que são normalmente agudos (fig. 22).
- **Espiculado** quando a massa tem extensões hipoecogénicas (fig. 23).

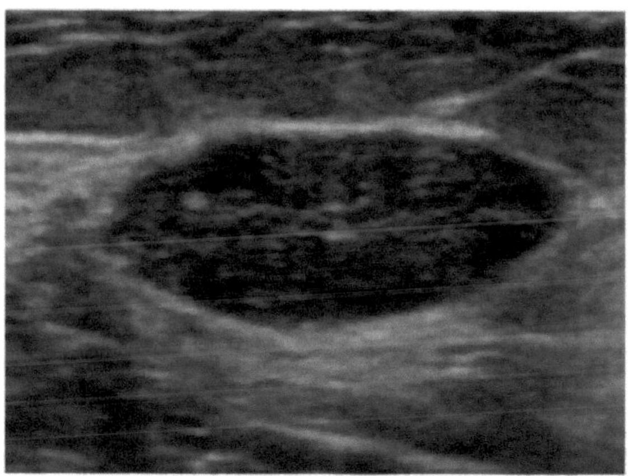

Fig. 19: Contornos circunscritos. Contornos claros visíveis à volta de toda a circunferência da massa. Fibroadenoma.

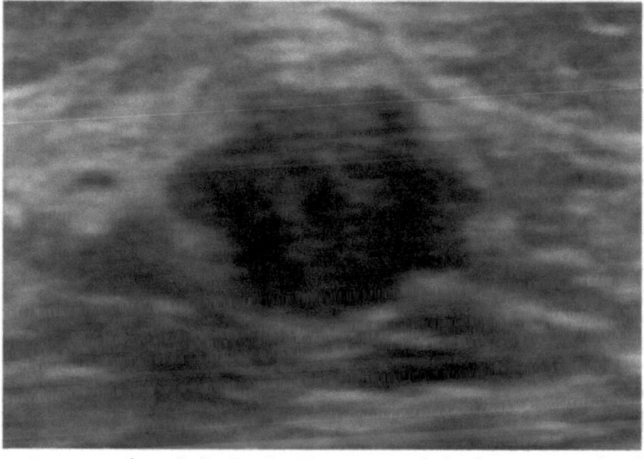

Fig. 20. Contorno microlobulado. Pequenas lobulações, mais de 3. Tumor filodes.

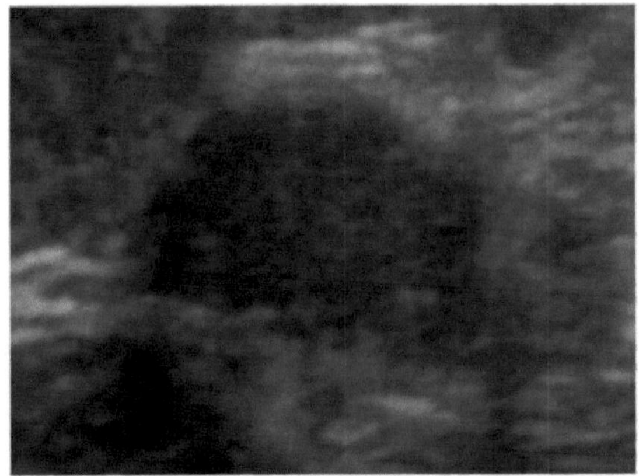

Fig. 21. Contornos indistintos. Os limites com o tecido adjacente estão esbatidos.

Cancro.

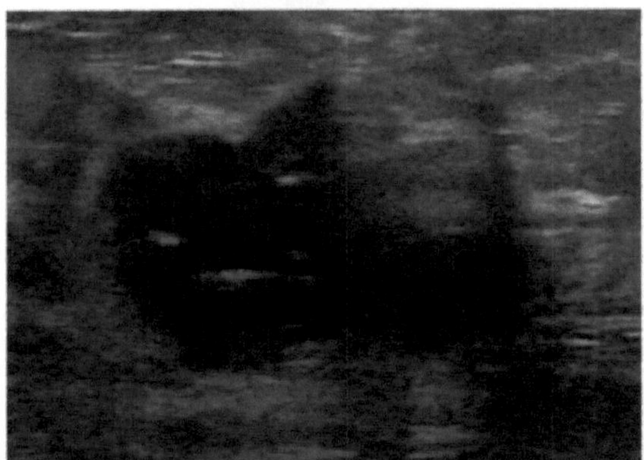

Fig. 22: Contornos angulares. Os limites da massa formam ângulos agudos.

Cancro.

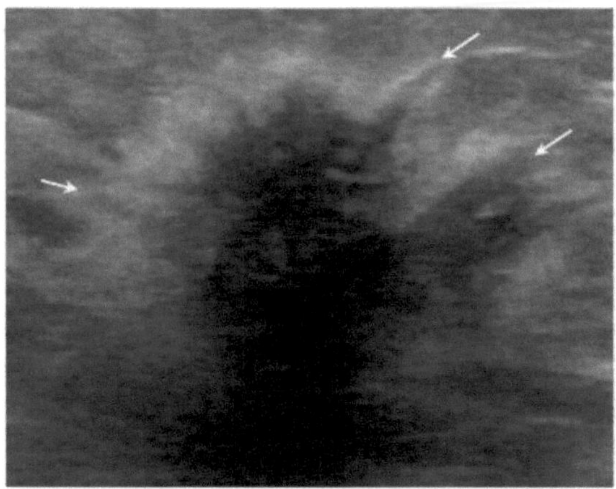

Fig. 23. Contornos espiculados. A massa apresenta extensões hipoecogénicas (setas). Cancro.

2.1.4. Interface ou zona de transição

Presença ou ausência de uma linha ecogénica fina (cápsula) (fig. 24) ou de um halo ecogénico periférico espesso, geralmente encontrado em certos cancros e abcessos (fig. 25).

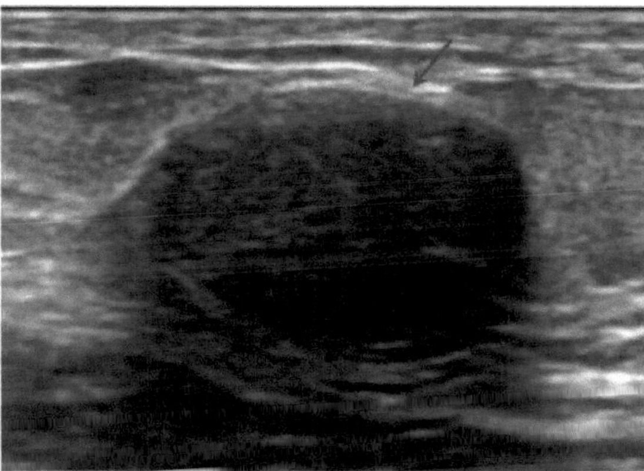

Fig. 24. Interface fina. Presença de uma linha ecogénica à volta da massa (seta). Fibroadenoma.

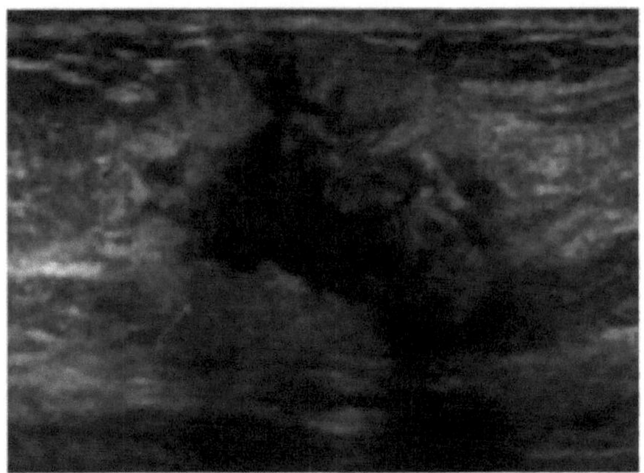

Fig. 25. Interface espessa. Halo ecogénico periférico espesso (seta).

2.1.5. Ecoestruturas

A ecoestrutura deve ser avaliada em comparação com a da gordura. Pode ser anecogénica, hipoecogénica, isoecogénica, hiperecogénica (mais ecogénica que a gordura), complexa (quística e sólida) ou heterogénea (figs. 26, 27, 28, 29, 30, 31).

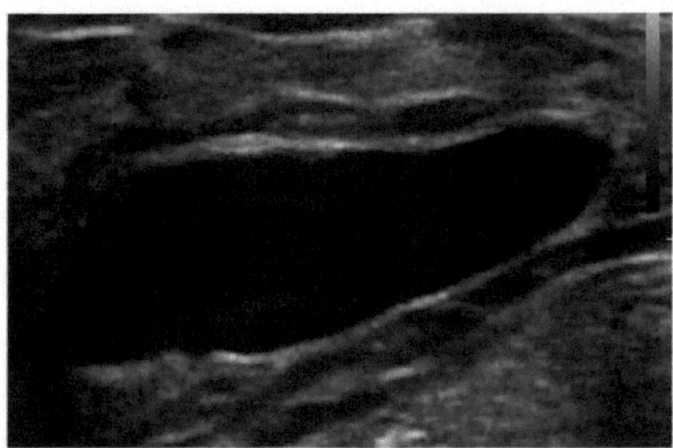

Fig. 26. Ecoestrutura anecóica. Cisto.

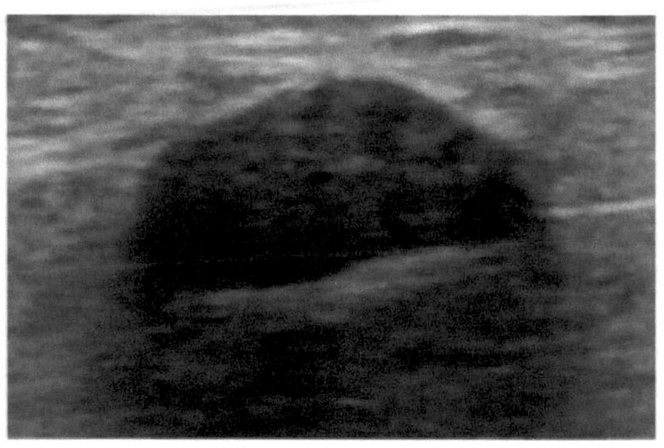

Fig. 27. Ecoestrutura hipoecóica. Fibroadenoma.

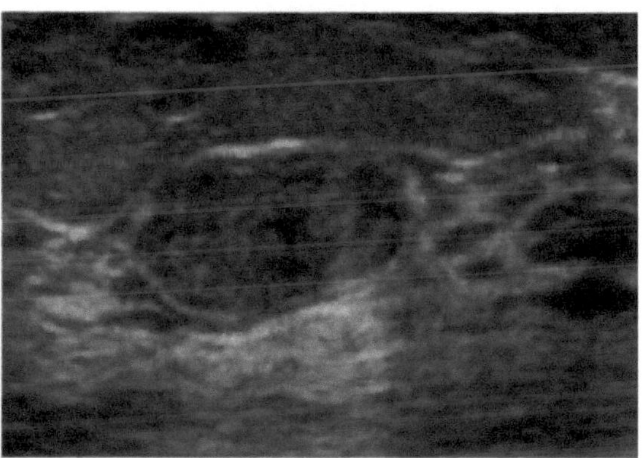

Fig. 28. Ecoestrutura isoecogénica. Fibroadenoma.

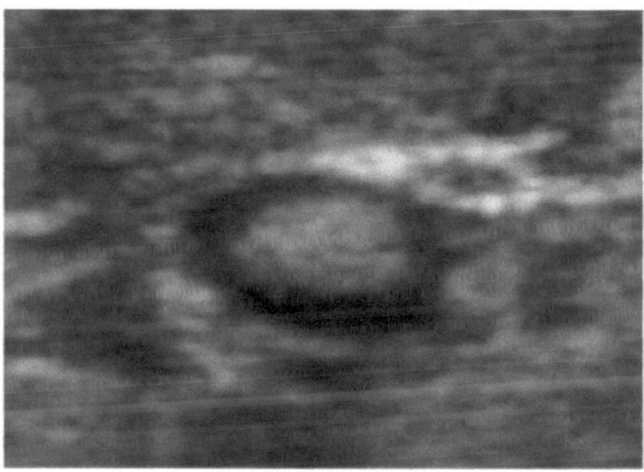

Fig. 29. Ecoestrutura hiperecóica. Mastopatia fibrocística.

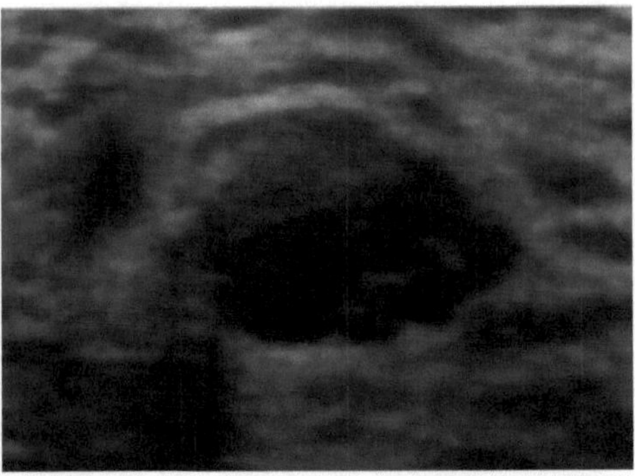

Fig. 30. Ecoestrutura complexa. Mastopatia fibrocística.

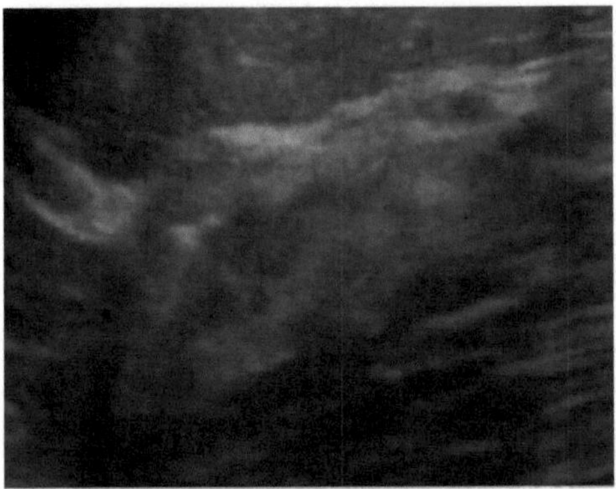

Fig. 31. Ecoestrutura heterogénea. Carcinoma lobar invasivo.

2.1.6. Efeitos secundários acústicos

O feixe acústico posterior pode ser :

- não modificado (sem efeito acústico posterior) (fig. 32) ;
- reforçado (reforço posterior) (fig. 33) ;
- total ou parcialmente atenuada (atenuação posterior) (fig. 34) ;
- misto, combinando um reforço do feixe de ultra-sons e uma atenuação posterior (efeitos mistos) (fig. 35).

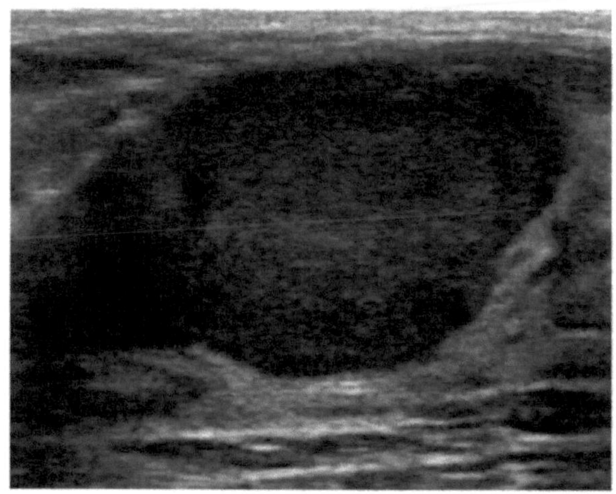

Fig. 32. Sinais acústicos posteriores da massa. Sem efeito posterior. Fibroadenoma.

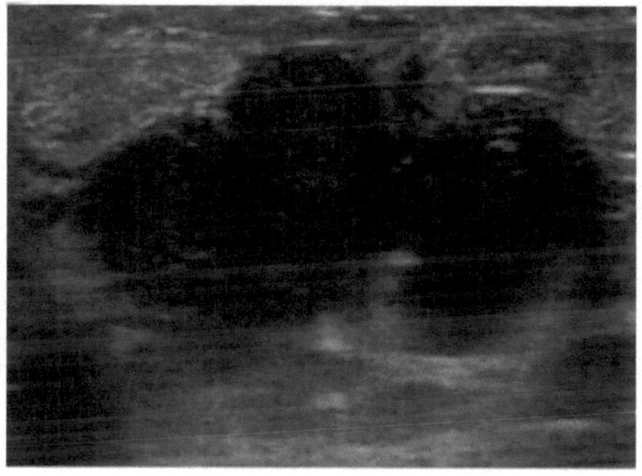

Fig. 33. Sinais acústicos posteriores da massa. Reforço acústico posterior (asterisco). Cancro.

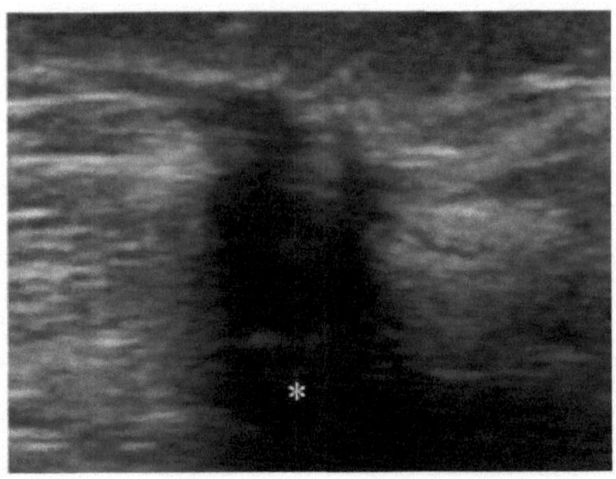

Fig. 34. Sinais acústicos posteriores da massa. Atenuação posterior (asterisco). Cancro.

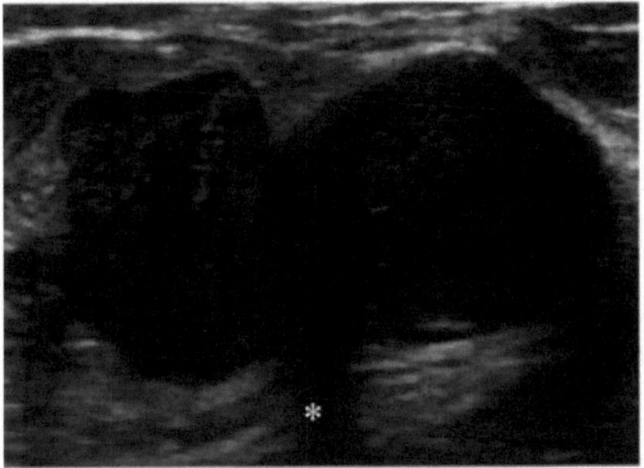

Fig. 35. Sinais acústicos posteriores da massa. Efeitos combinados, atenuação posterior (asterisco branco) e realce (asterisco vermelho). Fibroadenoma.

2.2. Calcificações

As calcificações são facilmente visíveis na ecografia com uma sonda linear de alta frequência, especialmente se estiverem localizadas numa massa hipoecogénica (fig. 36, 37). As calcificações fora de uma massa são normalmente menos suspeitas.

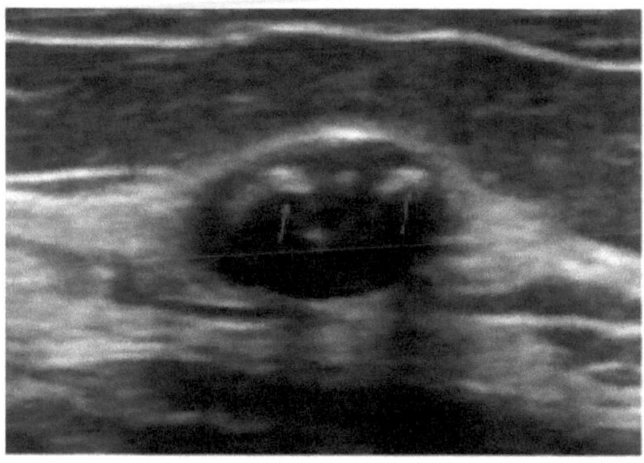

Fig. 36. Calcificações na massa (setas). Fibroadenoma

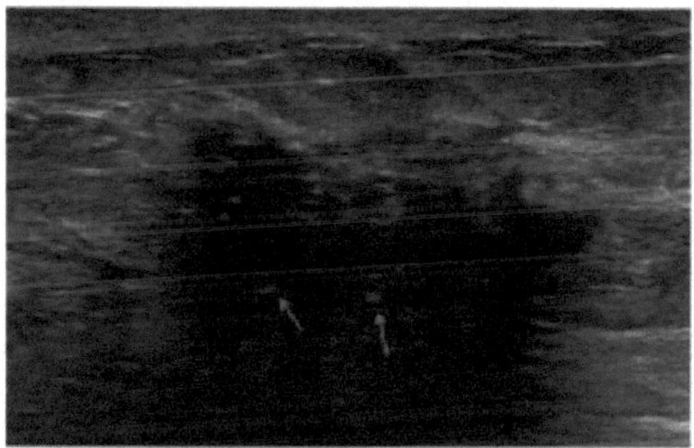

Fig. 37. Calcificações na massa (setas). Carcinoma infiltração do canal radicular.

2.3. Sinais associados

Os sinais associados podem estar relacionados com o efeito uma massa nos tecidos, como a desorganização arquitetónica, ectasia ou deformidades ductais, alterações cutâneas (espessamento, retração) ou redema (fig. 38, 39).

A vascularização de uma massa com Doppler a cores ou de energia também deve ser analisada, podendo estar ausente, aumentada, periférica, central ou irregular numa lesão maligna (fig. 41).

A elastografia é utilizada para avaliar a dureza das lesões. A massa pode ser mole ou deformável, de dureza intermédia, rígida ou apenas ligeiramente deformável (fig. 41).

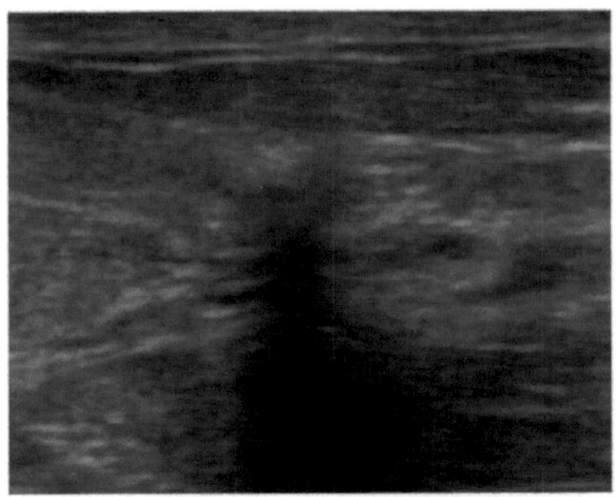

Fig. 38. Desorganização arquitetónica.

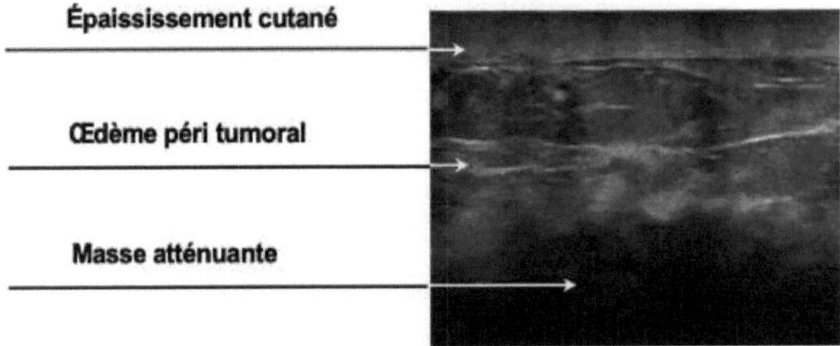

Fig. 39. Sinais associados de uma massa maligna.

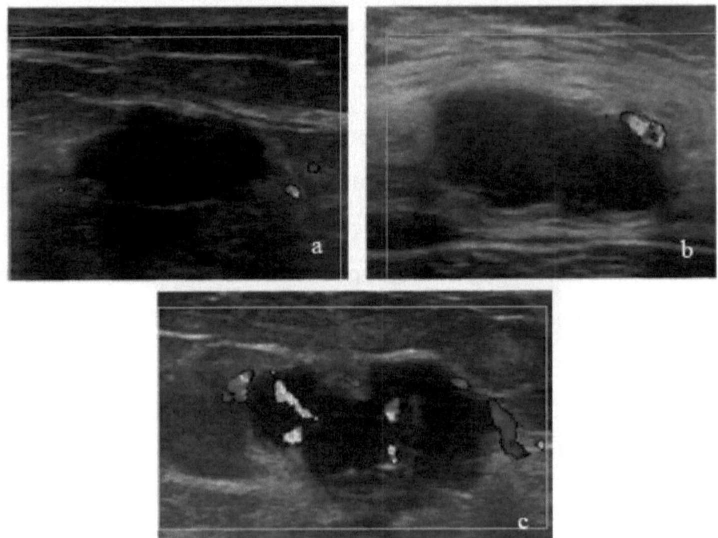

Fig. 40. Vascularização da massa (a) Sem vascularização. Fibroadenoma. (b) Vascularização periférica. Fibroadenoma. (c) Vascularização central e periférica, irregular. Carcinoma infiltrativo não específico.

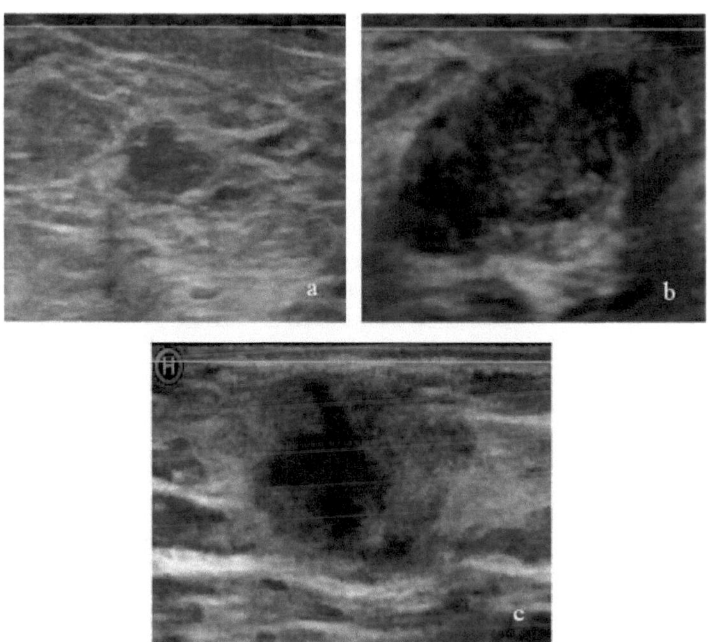

Fig. 41. Elastografia. Massa (a) Macia. Fibroadenoma. (b) Dureza intermédia. Fibroadenoma. (c) Rígida. Carcinoma infiltrativo não específico.

2.4. Casos especiais de acordo com BI-RADS

Alguns casos são bastante típicos na ecografia. São eles: quistos simples, microcistos contíguos, quistos complicados (ecogénicos), massas cutâneas, corpos estranhos e implantes, gânglios linfáticos intra-mamários e axilares, anomalias vasculares (trombose venosa), colecções e cicatrizes pós-operatórias, citoesteatonecrose (figs. 42, 43, 44, 45, 46 e 47).

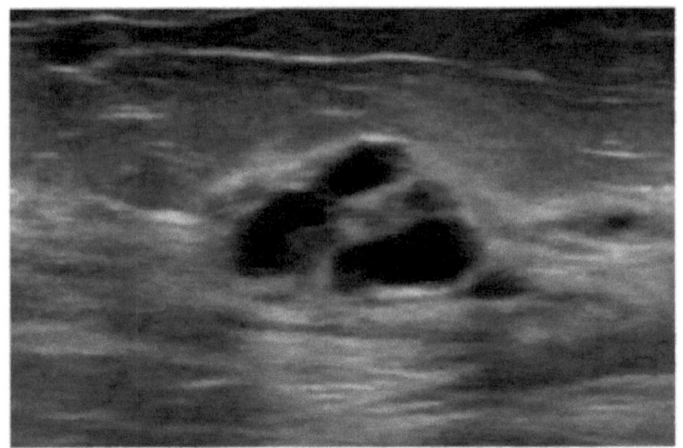

Fig. 42. Casos especiais. Aglomerados de microcistos.

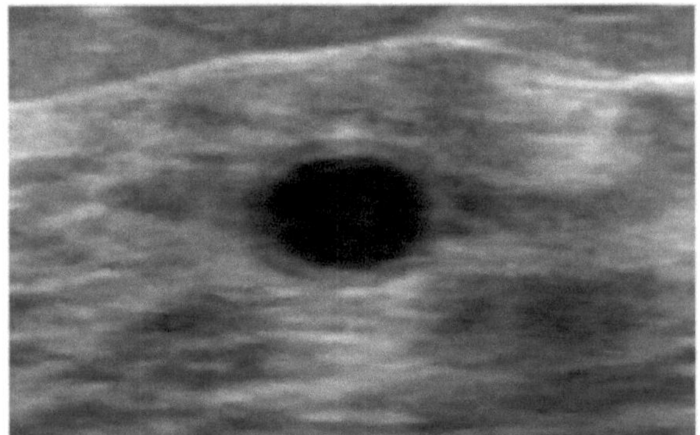

Fig. 43. Casos especiais. Quisto complicado.

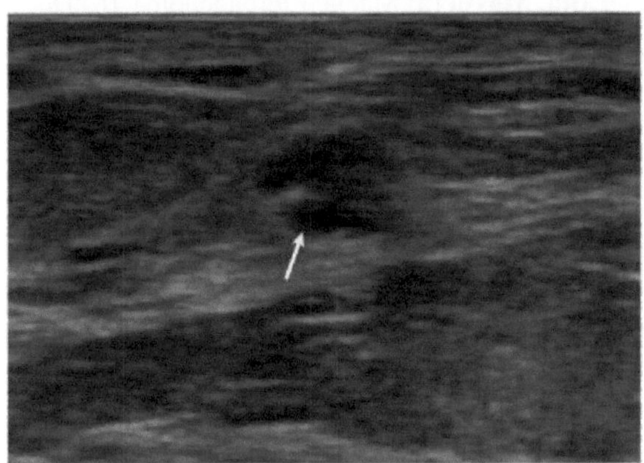

Fig. 44. Casos especiais. Gânglio intramamário (seta).

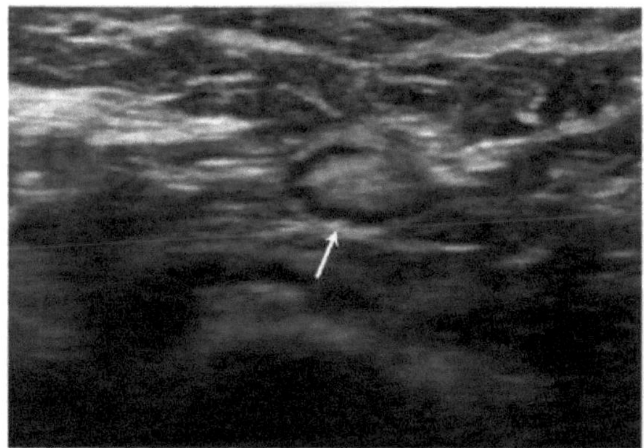

Fig. 45. Casos especiais. Gânglio axilar (seta).

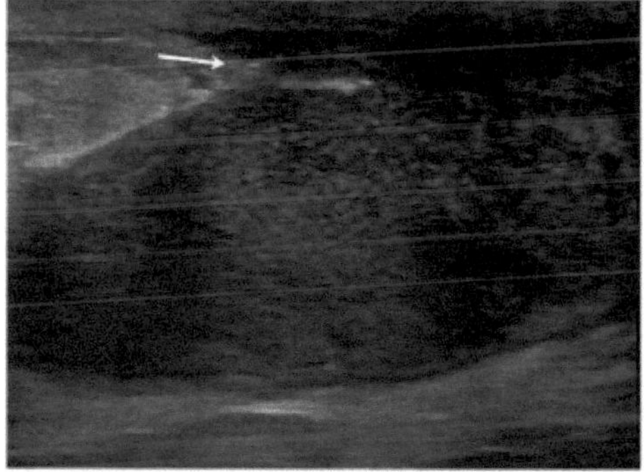

Fig. 46. Casos especiais. Coleção abcedada, mostrando uma rutura cutânea (seta).

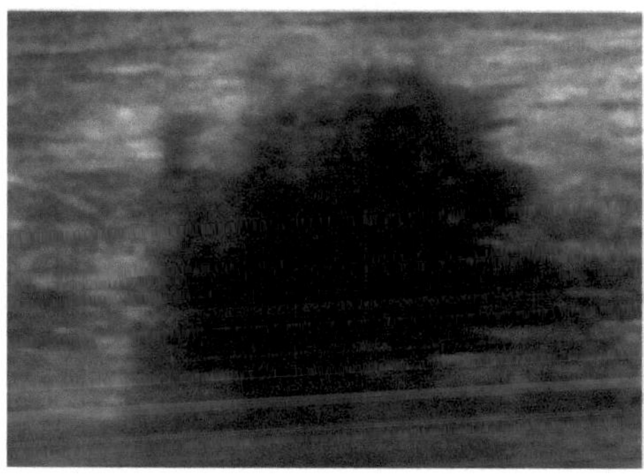

Fig. 47. Casos especiais. Citosteatonecrose.

3. Localização de uma lesão

As lesões devem ser localizadas de acordo com o lado, o quadrante, o raio horário e a distância do mamilo em cm. A utilização do raio horário ajuda a evitar erros relativamente ao lado da mama, uma vez que os raios são diferentes nas duas mamas, por exemplo, uma lesão no QSE direito é localizada a 10H à direita e a 2H à esquerda. Tal como na mamografia, uma lesão central situa-se atrás do mamilo, uma lesão retro-areolar situa-se na parte central do terço anterior da mama e uma lesão da extensão axilar na parte superior do QSE. Para estas três zonas específicas, não é necessário utilizar o raio horário ou o quadrante (fig. 48).

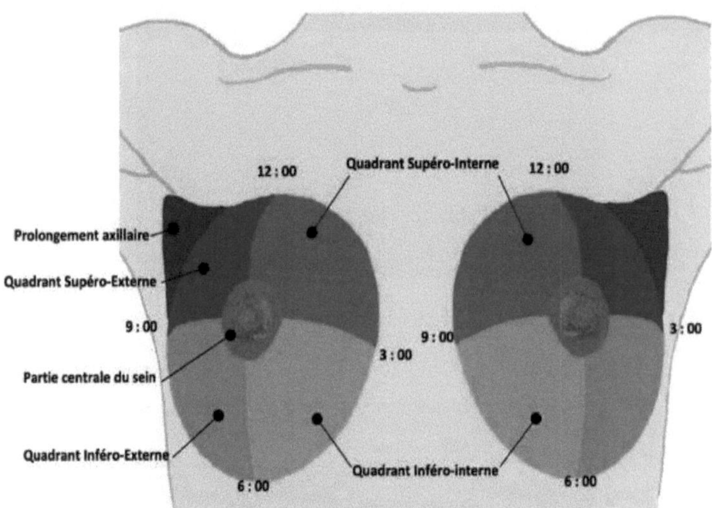

Fig. 48. Quadrantes horários do peito.

4. Pontuação da probabilidade de malignidade

A categoria BI-RADS 0 está reservada apenas para exames incompletos, e é solicitada mamografia adicional após a ecografia ou imagens anteriores não disponíveis no dia do exame de ecografia para comparação.

Categorias BI-RADS 1 ou 2, anomalias benignas.

A categoria BI-RADS 3 reflecte sempre uma anomalia provavelmente benigna que requer um acompanhamento a curto prazo, com uma probabilidade de malignidade entre 0 e 2%. Três tipos de anomalia ultra-sonográfica podem ser encontrados na categoria BI-RADS 3:

- massa sólida benigna (forma oval, contornos regulares, ecoestrutura homogénea, orientação paralela, realce posterior) (fig. 49) ;
- quistos ecogénicos complicados e homogéneos (0,3% de risco de malignidade) (fig. 50) ;
- aglomerados de microcistos (fig. 42).

Três outras entidades podem ser classificadas como BI-RADS 3 :

- distorção pós-cirúrgica;
- dúvida sobre um nódulo verdadeiro ou pseudo-nódulo no caso de um lóbulo gordo;
- uma massa hiperecogénica com um centro hipoccogénico ou anecogénico associado a uma citosteatonecrose (fig. 51).

O acompanhamento de uma anomalia classificada como BI-RADS 3 na ecografia é o seguinte: controlo aos 4 meses da mama portadora da anomalia, controlo ao 1 ano, depois controlo aos 2 ou mesmo 3 anos. Se a anomalia estiver estável aos 2 ou 3 anos, é reclassificada como BI-RADS 2.

A classificação BI-RADS 4 significa a existência de uma anomalia indeterminada que requer biópsia. O VPP do cancro BI-RADS 4 é amplo, entre 2% e 95%, e recomenda-se a utilização das subcategorias BI-RADS 4a, BI-RADS 4b e BI-RADS 4c (figs. 52, 53, 54, 55, 56, 57, 58).

Uma lesão BI-RADS 4a tem um valor preditivo positivo para cancro entre 2 e 10%. Uma lesão classificada como BI-RADS 4b tem um valor preditivo positivo para cancro de 10 a 50%. Uma lesão BI-RADS 4c tem um valor preditivo positivo para cancro de 50 a 95%.

Uma lesão BI-RADS 5 é sugestiva de cancro com um VPP superior a 95% (figs. 59, 60, 61, 62); deve ser efectuada uma biopsia obter um diagnóstico histológico.

BI-RADS 6 significa cancro comprovado.

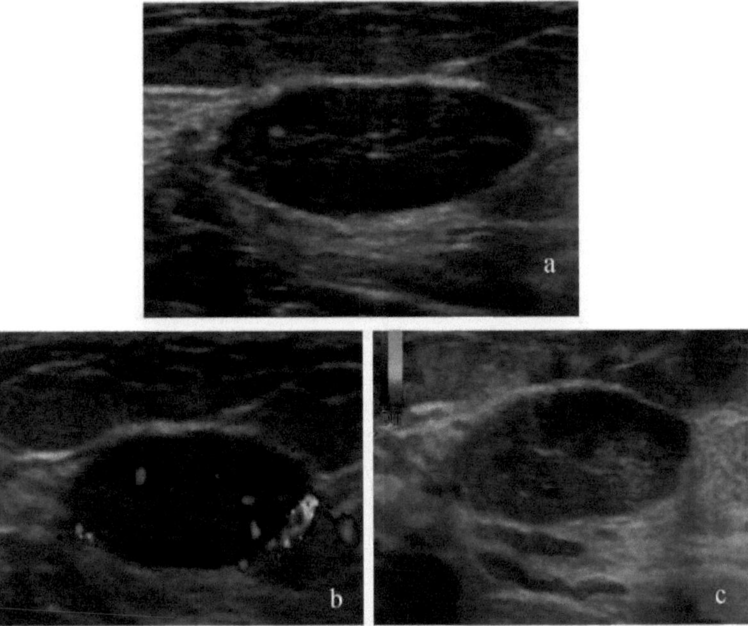

Fig. 49. Massas classificadas como BI-RADS 3. (a) Ecografia em modo B. Massa oval, orientada paralelamente à pele, contornos circunscritos, interface fina, hipoecóica, homogénea e sem efeito acústico posterior. (b) Doppler a cores. Massa pouco vascularizada. (c) Elastografia. Lesão mole. Fibroadenoma.

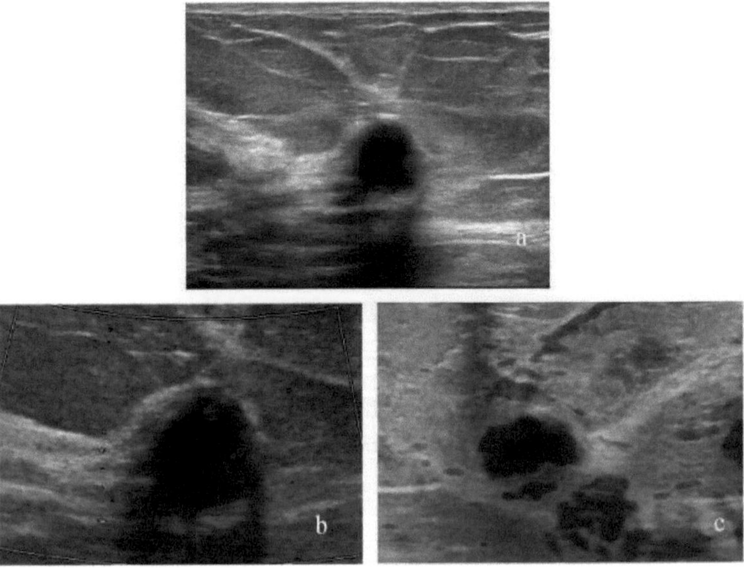

Fig. 50. Massas classificadas como BI-RADS 3. (a) Ecografia em modo B. Massa redonda, orientada paralelamente à pele, contornos circunscritos, interface fina, hipoecóica, homogénea e sem efeito acústico posterior. (b) Doppler a cores. Não vascularizada. (c) Elastografia. O artefacto azul-verde-vermelho ao nível da lesão atesta a sua natureza quística. Cisto inflamatório.

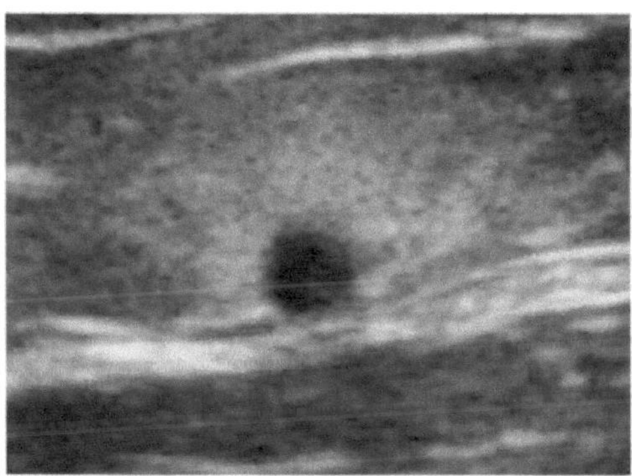

Fig. 51. Massas classificadas como BI-RADS 3. Ecografia em modo B. Massa hiperecóica com centro hipoecóico. Citosteatonecrose.

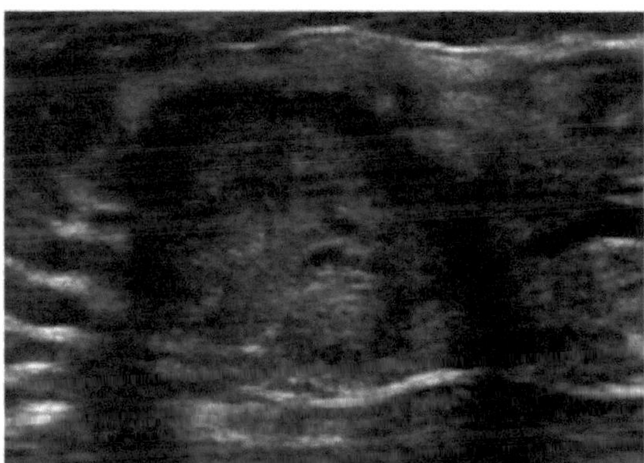

Fig. 52. Massas classificadas como BI-RADS 4a. Massa oval, paralela à pele, contornos microlobulados, interface fina, hipoecóica, discretamente heterogénea e sem efeito acústico posterior. Carcinoma mucinoso.

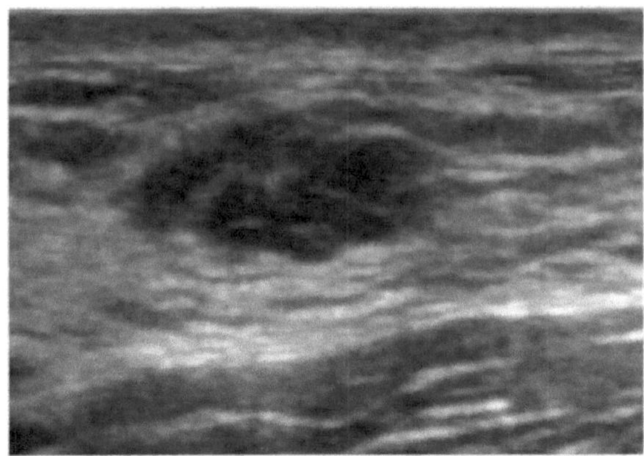

Fig. 53. Massas classificadas como BI-RADS 4a. Massa oval, paralela à pele, contornos microlobulados, interface fina, hipoecóica, discretamente heterogénea e sem efeito acústico posterior. Fibroadenoma.

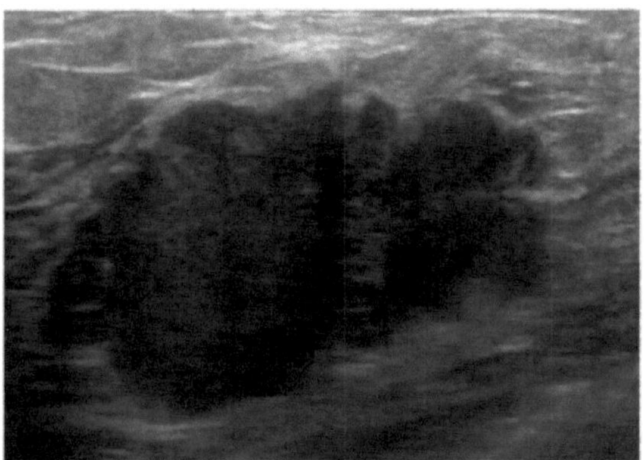

Fig. 54. Massas classificadas como BI-RADS 4b. Massa oval, paralela à pele, contornos microlobulados, interface fina, fortemente hipoecogénica, heterogénea e sem efeito acústico posterior. Carcinoma infiltrativo não específico.

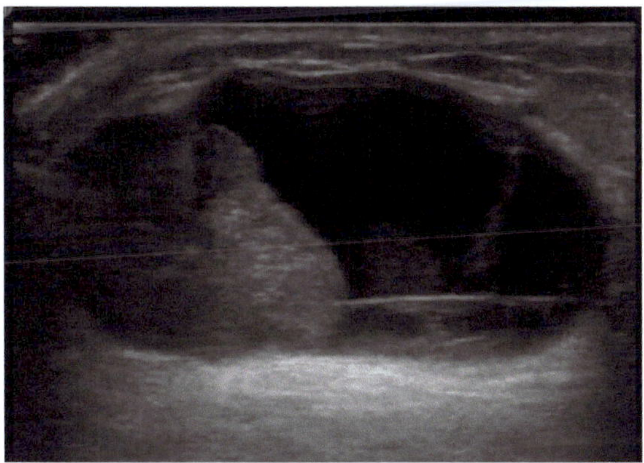

Fig. 55. Massas classificadas como BI-RADS 4b. Massa complexa sólido-cística, cuja porção sólida apresenta um nódulo mural (asterisco), hipoecogénico, com contornos microlobulados e a porção cística de paredes espessas contendo ecos e detritos em declínio no seu interior. Carcinoma papilar intracístico.

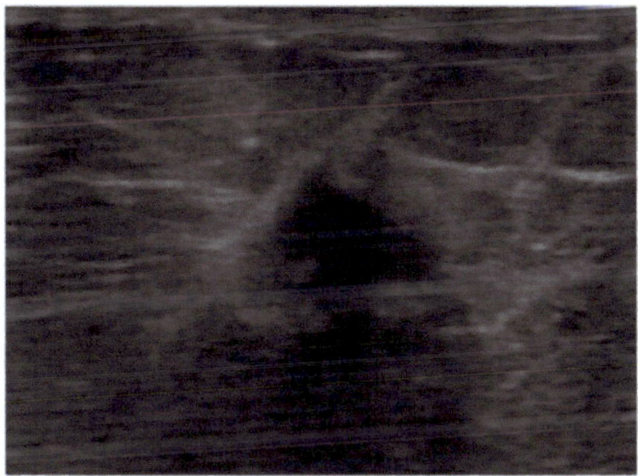

Fig. 56. Massas classificadas como BI-RADS 4c. Massa de forma irregular, paralela à pele, com contornos indistintos e uma interface fina com atenuação posterior. Carcinoma lobular invasivo.

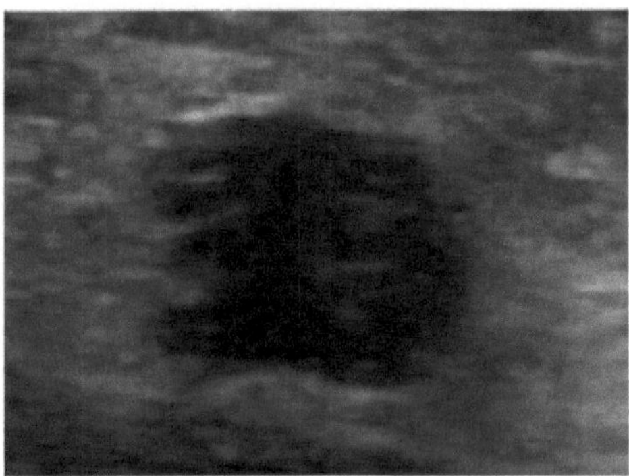

Fig. 57. Massas classificadas como BI-RADS 4c. Massa oval, não paralela à pele, contornos indistintos, interface fina, fortemente hipoecogénica e sem efeito acústico posterior. Carcinoma infiltrativo não específico.

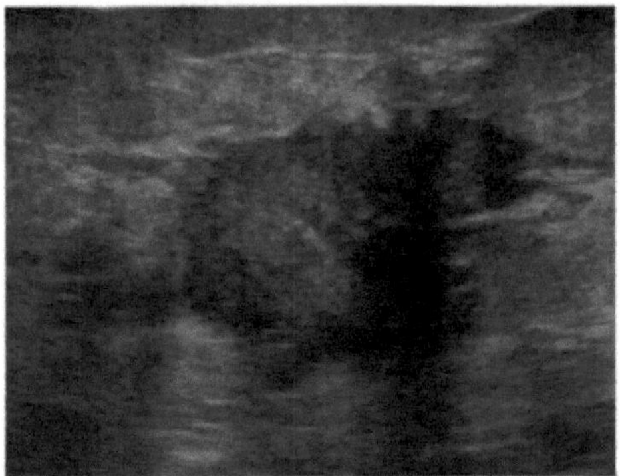

Fig. 58. Massas classificadas como BI-RADS 4c. Massa irregular, paralela à pele, contornos indistintos, interface fina, fortemente hipoecogénica e sem efeito acústico posterior. Carcinoma apócrino invasivo.

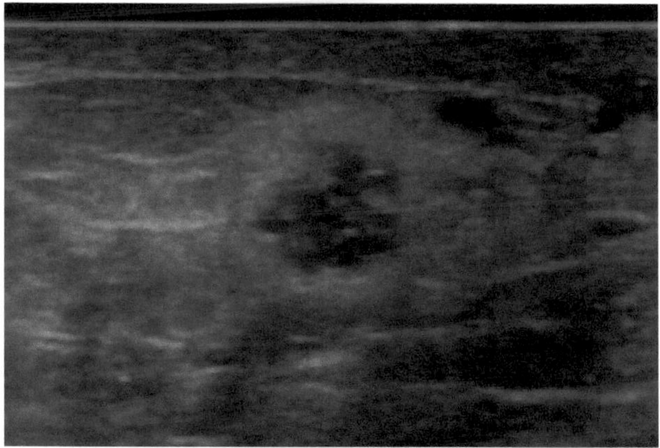

Fig. 59. Massas classificadas como BI-RADS 5. Massa irregular, não paralela à pele, de contornos angulosos, rodeada por halo ecogénico periférico, hipoecogénica e sem efeito acústico posterior. Mastite granulosa idiopática.

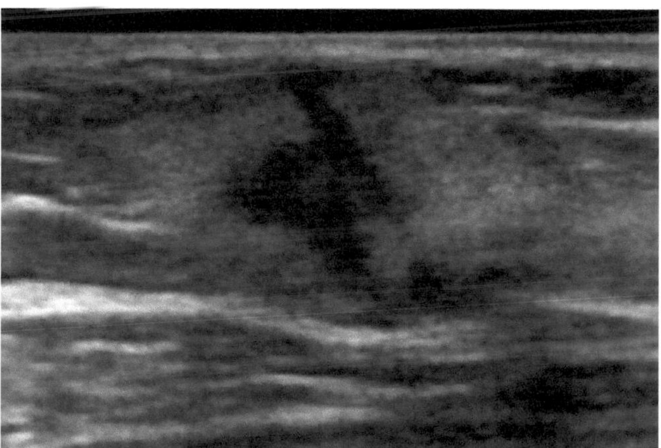

Fig. 60. Massas classificadas como BI-RADS 5. Massa irregular, não paralela à pele, de contornos angulosos, rodeada por um halo ecogénico periférico, hipoecogénica e sem efeito acústico posterior. Carcinoma infiltrativo não específico.

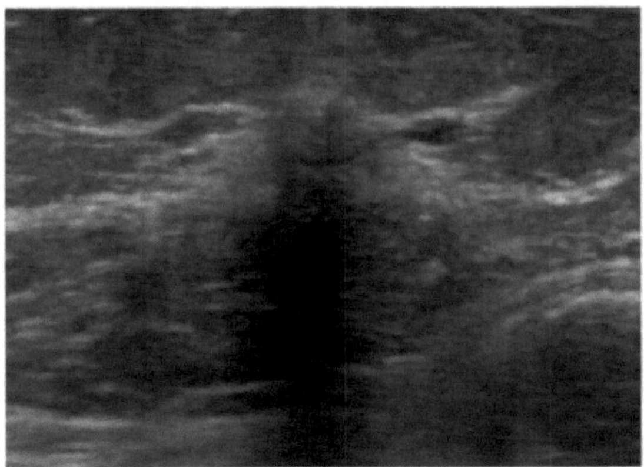

Fig. 61. Massas classificadas como BI-RADS 5. Massa irregular, orientação não paralela à pele, contornos espiculados, rodeada por um halo ecogénico periférico, hipoecogénico e atenuação acústica posterior. Carcinoma infiltrativo não específico.

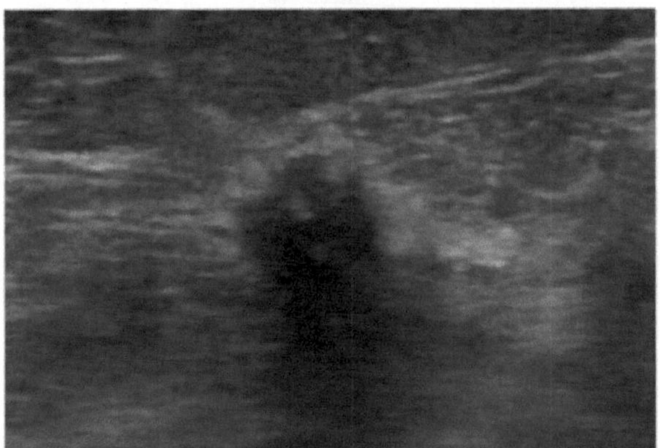

Fig. 62. Massas classificadas como BI-RADS 5. Massa irregular, orientação não paralela à pele, contornos espiculados, rodeada por um halo ecogénico periférico, hipoecogénica, apresenta calcificações no seu interior atenuação acústica posterior. Carcinoma infiltrativo não específico.

Referências

1. D'Orsi CJ et al. Atlas ACR BI-RADS, Sistema de Relatórios e Dados de Imagiologia da Mama. Reston, VA, Colégio Americano de Radiologia; 2013.

2. Couturaud B, Fitoussi A. Anatomia/cirurgia do cancro da mama. Tratamento conservador, oncoplastia. Techniques chirurgicales gynécologie. Elsevier Masson; 2011; 4-7.

3. Corsetti V, Houssami N, Ferrari A, Ghirardi M, Bellarosa S, Angelini O, et al. Rastreio mamário com ultra-sons em mulheres com mamas densas negativas para mamografia: evidências sobre a deteção incremental de cancro e falsos positivos, e custos associados. Eur J Cancer. 2008 Mar;44(4):539-44.

4. Athanasiou A, Tardivon A, Ollivier L, Thibault F, El Khoury C, Neuenschwander S. Como otimizar a ecografia mamária. Eur J Radiol. 2009 Jan;69(1):6-13.

5. Weinstein SP, Conant EF, Sehgal C. Technical advances in breast ultrasound imaging. Semin Ultrasound CT MR. 2006 Aug;27(4):273-83.

6. Sehgal CM, Weinstein SP, Arger PH, Conant EF. A review of breast ultrasound. J Mammary Gland Biol Neoplasia. 2006 Abr;11(2):113-23.

7. Amersham Health. Enciclopédia de Imagiologia Médica. http://eu.aershamhealth/com/medcyclopaedia/

8. Clevert DA, Jung EM, Jungius KP, Ertan K, Kubale R. Value of tissue harmonic imaging (THI) and contrast harmonic imaging (CHI) in detection and characterisation of breast tumours. Eur Radiol 2007 ; 17 : 1-10.

9. Rosen EL, Soo MS. Sonografia de lesões mamárias por imagem harmónica de tecidos: melhor análise das margens, conspicuidade e qualidade de imagem em comparação com a ecografia convencional. Clin Imaging. 2001 Nov-Dez;25(6):379-84.

10. Athanasiou A, Balleyguier C. Novas técnicas de ecografia mamária. Imagerie de la Femme. 2007;17(4):247-54.

11. Huber S, Wagner M, Medl M, Czembirek H. Imagens espaciais compostas em tempo real em ultrassom de mama. Ultrasound Med Biol 2002; 28: 155-63.

12. Cha JH, Moon WK, Cho N, Chung SY, Park SH, Park JM, et al. Diferenciação de massas mamárias sólidas benignas e malignas: US convencional versus imagem composta. Radiology 2005;237:841-6.

13. Balu-Maestro C. Noções básicas de ultrassom de mama. Imager ie du sein. Paris : Elsevier-Masson ; 2012. p. 101-17.

14. Dickinson RJ, Hill CR. Medição do movimento de tecidos moles usando a correlação entre varreduras A. Ultrasound Med Biol 1982;8(3):263-71.

15. Krouskop TA, Dougherty DR, Vinson FS. Um sistema ultrassónico de Doppler pulsado para efetuar medições não invasivas das propriedades mecânicas dos tecidos moles. J Rehabil Res Dev 1987;24(2):1-8.

16. Youk JH, Gweon HM, Son EJ. Elastografia por ondas de cisalhamento na ultrassonografia mamária: o estado da arte. Ultrasonografia. 2017 Out; 36 (4): 300-309. doi: 10.14366 / usg.17024.

17. Tristant H, Benmussa M, Bokobsa J, Elbaz P. Variação da mama normal: aspectos mamográficos e ultra-sonográficos. Encycl Méd Chir 1994; 810-G-15.

18. Levy L. A mama normal e as suas variantes: cancros da mama. Mamografia e ultrassom mamário 2006.

19. Cartier JM, Bourjat P. A mama normal. Imagerie du sein : La pratique sénologique quotidienne 1998 ; 33-35.

20. Heywang-Kobrunner S H, Schreer I, Bassler R, Perlet C, Viehweg P. Normal breast. Imagerie diagnostique du sein : Mammographie, échographie, IRM, techniques interventionnelles 2007 ; 183-202.

21. Goumot PA, Bremond A, Dilhuydy MH, et al. La lecture mammographique : Sémiologie le sein normal. Le Sein : Son Image 1993.

22. Jokich PM, Monticciolo DL, Adler YT. Ultrassonografia da mama. Radiol Clin North Am 1992; 30: 993-1009.

23. Michelin J, Levy L. A mama normal e as suas variantes: Ecografia mamária de diagnóstico e de intervenção. Coleção de imagiologia radiológica. Masson, 1999; 9-13.

24. Neel-Paprocki V. Lembretes eco-anatómicos. Le Sein, 1994; 4: 73-77.

25.

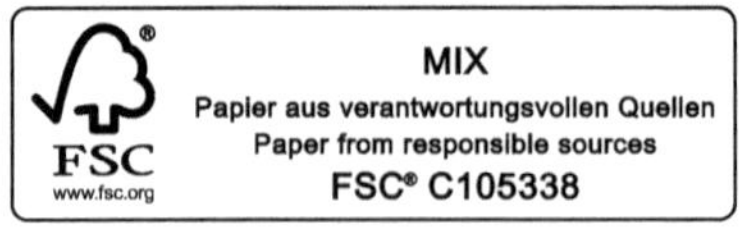

Printed by Books on Demand GmbH, Norderstedt / Germany